DE

L'ACIDE PHÉNIQUE

DANS LE TRAITEMENT

DES

AFFECTIONS CHARBONNEUSES A LEUR DÉBUT

ET DE SON EMPLOI POSSIBLE

DANS

LES MALADIES PUTRIDES EN GÉNÉRAL.

L'ACIDE PHÉNIQUE

DANS LE TRAITEMENT

DES

AFFECTIONS CHARBONNEUSES A LEUR DÉBUT

ET DE SON EMPLOI POSSIBLE

DANS

LES MALADIES PUTRIDES EN GÉNÉRAL

Par M. LEMAITRE

VÉTÉRINAIRE DE L'ARRONDISSEMENT D'ÉTAMPES (SEINE-ET-OISE)

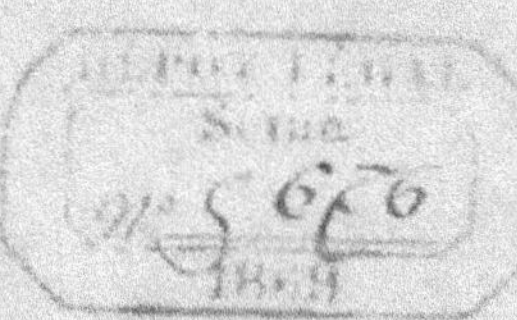

PARIS

TYPOGRAPHIE DE RENOU ET MAULDE

144, RUE DE RIVOLI, 144

1869

DE L'ACIDE PHÉNIQUE

DANS LE TRAITEMENT DES AFFECTIONS CHARBONNEUSES A LEUR DÉBUT

ET

DE SON EMPLOI POSSIBLE DANS LES MALADIES PUTRIDES EN GÉNÉRAL.

Ce travail ne devait pas être livré à la publicité, quant à présent; il attendait, comme corollaire : 1° le résultat des essais entrepris par différents vétérinaires de mérite, essais déjà heureux pour quelques cas ; 2° le résultat d'une série d'expériences d'inoculation directe à des animaux sains, du sang provenant d'autres animaux affectés de la fièvre charbonneuse et de la maladie résultant de l'inoculation du sang en voie de putréfaction, et du traitement par l'acide phénique de ceux que l'inoculation aurait contaminés.

De tout ce travail d'ensemble, si humble qu'il soit, je voulais faire hommage à notre affectionné maître M. Bouley ; en faire hommage aussi à M. André Sanson, dont la bonne amitié ne m'a jamais fait défaut ; mais tout en réservant l'intention, et tout en continuant les expériences, j'ai dû modifier ma résolution première, en présence de la question d'un intérêt si grand, si immense, dirai-je, au double point de vue scientifique et agricole, portée au sein de l'Académie des sciences par M. Bouley, qui, dans la séance du 11 janvier dernier, a rendu compte des travaux de la commission nommée par le ministre de l'agriculture pour aller étudier en Auvergne la maladie du gros bétail désignée sous le nom de *mal de montagne*.

Comme les résultats de la commission ont été contestés à certains points de vue par quelques membres de la presse scientifique, jugeant sur l'exposé sommaire du président, j'ai pensé que c'était agir dans l'intérêt général de livrer à l'impression les observations déjà recueillies.

La commission ministérielle, dont je viens de parler, a reconnu que le *mal de montagne* n'était autre chose que le charbon, ainsi que cela avait été démontré vers la fin du siècle dernier par Petit, dans les *Instructions vétérinaires*; et elle a mis à profit l'occasion pour examiner si le sang charbonneux devait sa virulence et la propriété de transmettre le même mal à la présence des bactéries, ainsi que le soutient M. Davaine dans une théorie qui a fait son chemin.

Comme conclusion des expériences, la commission a émis l'idée que la présence des bactéries était purement accidentelle, puisque le sang avec lequel on a inoculé le charbon ne contenait pas toujours de ces infiniment petits organismes, et que dans l'examen du sang des différents animaux qui ont succombé par suite de cette inoculation on ne trouvait que dans certains cas des bactéries, qui manquaient absolument dans d'autres.

Chez les lapins, au contraire, la présence des bactéries serait toujours constante.

M. André Sanson, secrétaire-rapporteur de la commission, recherchant quelle serait la cause de la maladie charbonneuse, a émis une doctrine nouvelle, par suite de laquelle le plasma du sang charbonneux serait modifié de telle sorte que son albumine passerait à l'état de diastase, et transformerait le plus ordinairement l'amidon en glycose. Cette modification, prétend M. Sanson, ne serait pas propre au sang des animaux charbonneux, mais on la retrouverait dans la fermentation putride du sang; et du sang normal abandonné à lui-même jusqu'à ce qu'il ait subi cette modification diastasique, et, en cet état, inoculé à six animaux ruminants, aurait, chez l'un d'eux, déterminé une affection identique en tous points à celle déterminée par l'inoculation du sang provenant des sujets charbonneux.

Partant de ce point que le charbon n'était autre chose qu'une maladie putride, on a pris parmi les antiseptiques l'agent auquel les remarquables travaux du docteur Lemaire ont, depuis peu, donné une si grande vogue. Je veux parler de l'acide phénique.

Plusieurs ruminants ont été inoculés, et lorsque les symptômes propres aux affections charbonneuses ont été manifestes, on a administré l'acide phénique à *un centième*, soit *dix grammes* d'acide phénique pour *mille grammes*, ou 1 litre d'eau pure, donnés en deux doses égales aux grands ruminants, et 1 gramme seulement d'acide phénique pour la brebis dans 100 grammes d'eau pure.

Par suite, toutes les bêtes bovines auraient survécu, et une brebis seule est morte, mais plus tardivement que lorsque l'inoculation suit sa marche naturelle.

M. Bouley, complétant sa communication, a ajouté qu'un membre de la commission, M. Missonnier, vétérinaire à Murat, a traité avec succès, par l'acide phénique, deux vaches qui avaient contracté naturellement le charbon.

On aurait également guéri de la pustule maligne un homme et son enfant, en leur faisant prendre le remède à l'intérieur, et en lotions à l'extérieur.

Enfin, M. Bouley a ajouté que M. Lemaître, vétérinaire à Étampes, a également réussi en traitant de la même manière cinq chevaux atteints de la maladie charbonneuse.

En ce qui concerne la théorie de l'altération de l'albumine, M. Bouley, au nom de la commission qu'il présidait, a laissé à M. Sanson, son auteur, tout l'honneur et toute la responsabilité de cette théorie.

Je n'ai assurément aucune compétence pour juger si les idées théoriques émises par M. Sanson sont ou non fondées. Leur contrôle appartient aux chimistes, dont la mission ne fera certainement pas défaut.

En ce qui concerne le résultat pratique, découlant comme conclusion de cette théorie, c'est-à-dire l'emploi de l'acide phénique comme antiseptique propre à combattre le charbon considéré comme affection putride, les faits que je viens aujourd'hui, si peu nombreux qu'ils soient, soumettre à l'approbation des hommes compétents, pourront servir sinon à éclaircir la question, du moins à encourager mes confrères à se lancer résolûment dans la voie des essais, en ne prenant en vue, et absolument, que les intérêts considérables que nous servons tous : l'intérêt de la science, celui de l'agriculture et de notre profession.

Mon expérience acquise sur les doses plus ou moins considérables et répétées d'acide phénique à donner, suivant les cas ou les indications, pourra devenir de quelque utilité.

Lors de mon exercice dans l'Yonne, j'ai eu, en 1861, l'occasion d'observer le sang de rate sur un troupeau de moutons dans une ferme des environs d'Auxerre, — Néron, — où, soit dit en passant, j'ai constaté la mort de deux chiens par suite de fièvre charbonneuse, qu'ils avaient contractée en mangeant, pendant plusieurs jours, des débris cadavériques provenant d'animaux charbonneux.

L'état de leur sang, noir et sirupeux ; celui de la rate, qui n'était qu'un putrilage noir et infect, bien que l'organe n'eût pas sensiblement augmenté de volume, ne m'ont pas laissé de doutes.

Le sang de rate, ou la maladie charbonneuse des moutons, a été victorieusement combattu par l'emploi d'un médicament composé, dont la formule est dans l'*Agenda formulaire* de M. Clément : alcali volatil et aloès.

L'observation se trouve rapportée dans le *Recueil de la Société médicale et scientifique de l'Yonne*, dont j'avais l'honneur de faire partie.

Des essais provoqués en Brie, sur des moutons affectés de sang de rate, n'ont donné aucun résultat avec l'ammoniaque liquide et l'aloès.

Depuis mon exercice à Étampes, où la maladie charbonneuse est en permanence, l'emploi de ce même médicament est demeuré infidèle sur les vaches, et m'a donné plusieurs résultats heureux sur les chevaux et sur des moutons, mais à la condition d'en élever la dose en augmentant la quantité d'eau servant d'excipient.

Ce médicament est d'administration difficile, à cause de l'action de l'ammoniaque sur les buccales.

Je donne tout de suite la raison des quelques lignes qui précèdent : c'est que si, en Beauce, les affections charbonneuses sont les mêmes, quant au fond, que celles qu'on remarque sur d'autres territoires, il faut, pour les guérir, une plus grande quantité du même remède qui a servi à en triompher ailleurs. Plus violentes sont, sans doute, leurs manifestations, et généralement plus rapide est la mort, quand elle n'est pas foudroyante. Peu importe la cause qu'on assigne à cet effet, ou la loi qu'on donne au phénomène.

Mais il est certain, toutefois, que la dose de 10 grammes d'acide phénique dans 1 litre d'eau, qui, administrée en deux parties égales, a produit la guérison en Auvergne, ne m'aurait ici donné, le plus souvent, que déception, si je n'avais eu l'idée de la multiplier, ainsi qu'on le verra.

Déjà, en Égypte, dès l'année 1865, lorsque j'avais l'honneur d'appartenir comme vétérinaire en chef à la Compagnie du canal maritime de Suez, j'ai largement usé de l'eau phéniquée à l'extérieur en lotions, et en injections dans la bouche tenue fermée par la pression des doigts sur les lèvres, ce qui déterminait quelque peu la déglutition, n'osant pas en faire prendre comme l'a fait depuis M. Sanson. J'ai largement usé, dis-je, d'acide phénique dans les cas d'altération putride du sang, si fréquents dans ce pays, sur les chevaux qui ont fourni des courses longues et rapides, altérations caractérisées par des pétéchies nombreuses sur la buccale et les conjonctives, et le remède ainsi employé suffisait presque toujours pour faire disparaître le mal. Je parle des cas graves ; car il n'est pas rare de voir des pétéchies sur les muqueuses apparentes des chevaux de race commune, à la suite de courses un peu vives.

Le repos, des soins hygiéniques, ont alors raison de cette altération légère.

Je dois dire que cette idée m'est venue en Égypte, d'employer l'acide phénique, par suite de l'envoi du traité du docteur Lemaire, que me fit M. Sanson. C'est à lui encore que je dois d'avoir continué à Étampes mes essais sur l'administration de l'acide phénique à l'intérieur, à dose relativement élevée.

J'ai ainsi évité tout tâtonnement pour le dosage de cet antiseptique dans ses proportions avec l'eau.

Ceci établi, j'arrive à l'exposé de mes observations ; mais je crois que tout d'abord il est indispensable de s'entendre sur le mode de manifestation des maladies charbonneuses en Beauce, où ces affections existent à l'état enzootique, afin qu'on puisse juger si, de près ou de loin, les cas que je vais mentionner se rattachent à ces mêmes affections.

Lors de mon arrivée à Étampes, je fus surpris, je dois l'avouer, par la fièvre charbonneuse sur les chevaux et les vaches. La description de cette maladie, que j'avais dans l'esprit, ne m'a pas permis tout d'abord de la reconnaître.

Quelques observations, hasardées par les fermiers ayant l'habitude de voir le mal, m'ont d'abord tenu en éveil; puis les autopsies faites sont venues asseoir mon jugement, car la mortalité n'est que trop fréquente en ce pays.

Néanmoins, et malgré cela, ce qui frappe en Beauce, c'est le peu d'accord existant parmi les vétérinaires sur les symptômes caractéristiques du charbon ou du sang de rate. Ainsi, certains soutiennent que si on n'a pas constaté, du vivant des animaux et sur les muqueuses apparentes des chevaux et des vaches, la présence de pétéchies bien accusées, on ne doit pas conclure à la fièvre charbonneuse; d'autres n'ont que peu ou point rencontré de ces pétéchies, et, pour ma part, sans en nier l'existence, je n'en ai pas encore vu sur les sujets charbonneux.

Du reste, notre distingué confrère M. Garreau n'en fait pas mention dans sa remarquable description des symptômes du charbon.

En général, quand, après un examen attentif, dès le début, on a procédé par voie d'exclusion, sans reconnaître aucune affection organique, et qu'on a saisi les symptômes ci-après, on est fondé à diagnostiquer la fièvre charbonneuse; et ce fait est important, car c'est au début qu'on a le plus de chances de guérir; et qu'on se trompe ou non, ou qu'on soit hésitant, il y a toujours bénéfice à administrer alors l'acide phénique qui peut guérir, si on est en présence du charbon, et qui ne nuit en rien si c'est une autre maladie.

A une période plus avancée, on ne peut plus se tromper; mais le résultat du traitement est plus douteux.

Avec le temps, la pratique fait reconnaître le mal au premier aspect ou par une suite de déductions rapides de l'ensemble des symptômes observés.

J'ai dit, ce que chacun sait, qu'un animal pouvait être frappé subitement; si non, il peut vivre un, deux ou trois jours. Je n'en ai pas vu aller au delà. Le plus souvent les malades ne dépassent pas un ou deux jours.

Comme prodromes de la maladie, le conducteur vous dit que son cheval était mou, ralenti dans ses allures, ne sentait presque pas le fouet, n'obéissait pas à la voix, et mangeait moins bien qu'à l'ordinaire.

Quand on l'examine à l'écurie, on est tout de suite frappé par l'aspect particulier de tristesse de l'animal, qui tient la tête basse et s'accule au bout de sa longe.

Parfois, il s'avance vers le râtelier et tire le fourrage, s'il y en a, le broie et s'arrête ensuite pour recommencer un peu plus tard. J'en ai vu mourir le foin dans la bouche, et essayant de manger.

L'avoine qu'on présente est toujours refusée, ou bien le cheval la prend comme à regret et la laisse aussitôt.

On constate aux flancs, aux grasseis, à l'encolure, des frissons ou tremblements, les extrémités sont alternativement chaudes et froides, les conjonctives et la muqueuse de la bouche ne présentent rien de particulier.

Chez quelques sujets affaiblis par des travaux antérieurs, j'ai trouvé la conjonctive à fond jaunâtre.

Les crins s'arrachent facilement, le flanc est tendu, aucun bruit anormal dans l'abdomen, non plus que dans la poitrine.

Le pouls est plus vite qu'à l'état normal; parfois on l'explore assez facilement, il est toujours mou; d'autres fois il est petit ou difficilement saisissable.

Le cœur bat vite; mais il a cela de remarquable que, le plus souvent, ses battements ne retentissent pas comme dans les autres affections, ou même comme à l'ordinaire; ils sont affaiblis.

Puis le malade, inquiet, paraît atteint de coliques indécises; il trépigne légèrement des pieds de derrière, se couche sans se rouler, se relève presqu'aussitôt et sans efforts.

La marche est peu assurée, parfois titubante.

Souvent arrive une éruption sur les côtes, au poitrail, en arrière du coude, autour de la gorge, aux ganglions de l'aine, éruption qui prend très-promptement une progression circulaire, pour rester dure, circonscrite, et sans crépitation.

Quand, ce qui est rare, l'éruption a précédé les symptômes du début, elle se présente sous forme d'œdème, de tumeur avec crépitation, phlyctènes, suintement à la surface, et tous les signes extérieurs que les praticiens connaissent.

Cette éruption survenue, je veux parler de la première décrite, le cheval paraît beaucoup plus gai ; il boit et mange le fourrage qu'il préfère encore à l'avoine. Une éruption nouvelle peut apparaître dans un endroit différent et pour remplacer la première qui se dissipe.

Au moment de cette disparition, le mal s'aggrave pour s'atténuer de nouveau lors de l'éruption qui suit.

Enfin, après un temps qui varie de plusieurs heures, suivant les sujets, les symptômes reviennent plus intenses, le malade paraît comme sommeiller, de temps en temps il relève brusquement la tête, puis retombe dans une prostration profonde.

Les conjonctives sont infiltrées, arborisées, les yeux larmoyants. L'air expiré est froid, froides aussi sont les oreilles et l'extrémité des membres. La peau n'a plus sa température normale, les crins ne tiennent plus, les urines deviennent colorées en rouge, les excréments sont rejetés ramollis ou liquides, et parfois avec du sang noir.

Le pouls est complétement insaisissable, les battements du cœur sont comme anéantis, la respiration devient pénible, bruyante, l'œil s'éteint, et l'animal chancèle et tombe mort.

Cette physionomie de la fièvre charbonneuse, qui est celle qu'on observe le plus souvent en Beauce, n'est cependant pas la seule ; aussi ai-je été trompé plus d'une fois. Dans le même pays, et pour ainsi dire en même temps, avec des chevaux pris du charbon, dont l'expression symptomatique était celle ci-dessus relatée, j'en ai vu d'autres avec les symptômes suivants : pouls vite et mou, battements du cœur forts avec bruit de souffle, respiration irrégulière, agitation extrême, coliques violentes, frissons et tremblements convulsifs, membres et encolure agités par des mouvements comme tétaniques, œil égaré, muqueuses apparentes injectées, naseaux dilatés par lesquels l'air s'échappe avec force, écoulement de sérosité roussâtre par les narines, bouche écumeuse, langue bleuâtre, ventre ballonné, matières excrémentitielles liquides, sanguinolentes, rectum renversé, plissé, d'un noir livide, sueurs froides, froid de la peau, face grippée, grincements de dents précédant la mort.

J'aurais pu prendre définitivement cet état pour une congestion intestinale, si l'autopsie ne m'avait laissé reconnaître les lésions caractéristiques de la fièvre charbonneuse par l'état des intestins, celui surtout de la rate tuméfiée, à tissu noir, boueux, dont l'odeur était infecte, enfin par l'examen du sang devenu noir et sirupeux.

Dans d'autres circonstances, j'ai vu le cheval pris d'un battement de cœur tellement fort et violent qu'on pouvait le percevoir la main appliquée sur les flancs, pouls vite et relativement petit ; apparition dès le début de tumeur symptomatique, peau sèche et crépitante à la pression sur les côtes et sur les reins.

Souvent le charbon vient compliquer une simple maladie et la rendre alors mortelle. J'ai toujours considéré cet état comme une exagération prompte, subite, de la putridité du sang, qui, dans la maladie, en général, est toujours sollicité plus ou moins à s'altérer dans la pondération de ses éléments. Cette remarque sera prise en considération à la fin de ce travail.

Pour les animaux de l'espèce] bovine, à quelques différences près, la marche est la même.

Parfois le lait est supprimé brusquement, d'autres fois il l'est graduellement ; les frissons sont identiques.

Les bêtes se tiennent ordinairement couchées et ne sont pas toujours au bout de leur longe ; l'urine quelquefois est rouge ; il y a des rémissions et un mieux momentané.

Ce qui m'a frappé surtout, c'est que le mufle, du commencement à la fin de la maladie, se tient *frais* et *humide*.

Les caractères tirés de l'examen physique du sang ne sont pas toujours d'un grand secours pour préciser le début du mal ; car, à la première période, dans beaucoup de cas, chez le cheval et la vache, le sang se comporte en apparence comme celui tiré de la veine d'un animal atteint d'une maladie peu grave ; il n'est pas noir foncé, il sort assez franchement et se coagule assez bien ; aussi, et puisqu'il s'agit surtout de prendre la fièvre charbonneuse à son début, autant que cela est possible, et bien qu'on guérisse quelquefois à la deuxième période, est-il important de savoir se passer de l'examen du sang.

A moins que les symptômes se succèdent rapidement, et que le mal arrive pour ainsi dire d'emblée à sa période ultime, ce n'est guère qu'à la deuxième période que, pour le sang, on constate bien franchement toutes les modifications indiquées par les auteurs.

Quant à ce qui est de la présence des bactéries dans le sang des animaux charbonneux, je n'y attache pas une grande importance, d'abord parce que ces corpuscules ne sont pas constants, ensuite et surtout parce qu'on en trouve dans le sang de tous les animaux atteints de maladies virulentes ; enfin, parce que tous les vétérinaires n'ont pas à leur disposition un microscope dont ils ne sauraient pas se servir pour la plus grande majorité.

Je passe maintenant à l'exposé des faits recueillis.

Première observation.

Cheval de travail, entier, douze ans, blanc moucheté, avec embonpoint satisfaisant, et appartenant à Mme veuve Chambon, ferme du Fresne, canton d'Étampes.

Le 30 novembre 1868, à dix heures du soir, je fus mandé au Fresne pour un cheval qui, me dit-on, avait refusé de manger dans la journée; on avait vu un semblant d'appétit par intermittence; on avait remarqué des frissons aux flancs et aux fesses.

Dès la veille, il était devenu mou au travail, et le soir il chancelait sur le train postérieur.

Le matin, on avait remarqué, en outre, au côté droit de la poitrine et inférieurement, une tumeur douloureuse qui traçait rapidement.

Examen.—A mon arrivée, onze heures du soir, je trouvai le cheval dans un grand abattement. Il était au bout de sa longe, la tête basse, les yeux presque fermés, la conjonctive injectée, les oreilles et les extrémités froides, l'air expiré moins chaud qu'à l'état normal.

Les crins s'arrachaient facilement, la marche était titubante, le pouls *petit* et *vite*, et les battements du cœur étaient vites et *peu prononcés.*

Du côté droit de la poitrine et inférieurement existait une *tumeur volumineuse, dure, circonscrite, sans crépitation*, s'étendant sur les côtes supérieurement et en arrière, sous l'épaule et la poitrine en avant et en bas.

J'avais affaire évidemment à une fièvre charbonneuse avec éruption symptomatique.

Traitement. — Mouchetures nombreuses et profondes dans l'œdème, par lesquelles je fis pénétrer de l'acide phénique pur; lotions d'acide phénique sur toute la surface de la tumeur.

A l'intérieur, administration de 30 grammes d'alcali volatil et 15 grammes d'aloès dans 1 litre d'eau. Je ne connaissais pas encore alors les essais tentés en Auvergne.

Le lendemain matin, de très-bonne heure (sept heures), je me proposais de compléter un examen fait la nuit, d'une manière imparfaite; mais je fus tout étonné de trouver le cheval avec une physionomie gaie, et mangeant au râtelier. Il était hors de danger.

La tumeur charbonneuse avait un tout autre aspect que la veille; son volume était de beaucoup diminué. La peau, à la surface, était parcheminée.

Par la continuation du traitement extérieur, j'en eus raison au bout de quelques jours.

Cependant, un œdème consécutif volumineux et froid survint sous le ventre. Il disparut avec des pointes de feu pénétrantes.

Le cheval reprenait son travail sans se trouver autrement incommodé.

Je n'ai produit cette observation que pour prouver l'effet de l'acide phénique sur les tumeurs charbonneuses extérieures.

Deuxième observation.

Dans la même ferme du Fresne, je fus appelé le 18 décembre suivant pour un autre cheval entier, sous poil gris pommelé, sept ans, que je venais de guérir d'une paralysie lombaire, qui l'avait pris le 8 décembre précédent.

Ce cheval avait cessé de manger et paraissait triste; il avait les oreilles chaudes, les muqueuses apparentes un peu injectées, le flanc tendu. Il piétinait des pieds de derrière, agitait la queue comme pour chasser les mouches, se couchait sans se rouler, se relevait avec facilité.

Frissons intermittents et peu accentués aux flancs et aux grassets;

orine et matières fécales comme à l'état ordinaire. Marche légèrement vacillante du derrière, ce qui n'avait pas lieu les jours précédents lors de la promenade.

Le pouls était petit, vite, filant ; les battements du cœur vites et mous.

Le sang tiré dans un verre n'était pas très-noir ; mais il ne se coagula que très-imparfaitement.

Je considérai cet état comme étant la fièvre charbonneuse au début. Aussitôt j'administrai 10 grammes d'acide phénique dans 1 litre d'eau.

Une heure après, me dit la propriétaire, les symptômes remarqués s'étaient amoindris ; les coliques avaient disparu ; la gaieté s'était montrée comme avant la maladie. Mais par précaution, ajouta-t-elle, elle crut devoir administrer, ce à quoi je l'avais engagée du reste, deux doses de 10 grammes d'acide phénique dans 1 litre d'eau chaque dose, et à deux heures d'intervalle.

Le lendemain la santé était entièrement rétablie.

J'ai oublié de dire que j'emploie en administration par la bouche, pour les chevaux comme pour les vaches, l'acide phénique pur ou cristallisé. L'animal le déglutit mieux. J'ai renoncé à faire prendre l'acide phénique liquide parce que tous les animaux ont une répugnance insurmontable pour ce liquide, à cause de son odeur fortement empyreumatique ; ils le rejettent en grande partie, et si on persiste, il en passe souvent dans les bronches, ce qui produit une suffocation momentanée, sans suites graves ordinairement, mais qui s'oppose néanmoins à l'administration immédiate d'une nouvelle dose.

Je réserve l'acide phénique liquide pour les lavements, ou pour faire des lotions sur les tumeurs charbonneuses.

Comme on n'a pas toujours à sa disposition les moyens nécessaires pour doser l'acide phénique, et que, du reste, cet agent est difficile à manier, j'ai pris une mesure qu'on a toujours sous la main : ainsi 10 grammes d'acide phénique et 7 grammes d'alcool font une cuillerée à bouche.

Je mets donc dans une bouteille 100 grammes d'acide phénique, je suppose, et 70 grammes d'alcool à 24 ou 26 degrés, et je prends du tout une cuillerée à bouche pour chaque litre d'eau.

Cette addition d'alcool rend la solution de l'acide phénique dans l'eau froide plus parfaite, et peut aider à son absorption plus prompte, et agir dans le même sens comme antiputride.

Aujourd'hui, je n'administre jamais une dose de 10 grammes d'acide phénique par la bouche sans en donner autant en lavement. Les lavements phéniqués sont, du reste, très-longtemps gardés le plus souvent.

Pour les vaches, je donne 20 grammes d'acide phénique dans 2 litres d'eau d'une seule fois, et tout aussitôt 10 grammes en lavement.

Je répète, au besoin, deux ou trois fois par jour ces doses, en mettant un intervalle d'une heure à deux heures.

Je recommence le lendemain, s'il le faut, et du reste tant que l'exige l'état des malades.

Le mal disparu, je fais suivre quelquefois un traitement tonique ferrugineux, suivant les indications, pendant quelques jours.

Troisième observation.

Cheval entier, sous poil bai marron, propre au trait, quatre ans, appartenant à M. Sellerin, fermier à Saint-Hilaire, commune d'Étampes.

Le 14 décembre 1868, à huit heures du soir, ce cheval est amené à mon infirmerie par le propriétaire lui-même. Absent ce jour-là, je ne rentrai qu'à minuit, et, à mon arrivée, je trouvai un de mes confrères, qui avait eu l'obligeance de me suppléer, et qui me fit part de sa crainte que le cheval fût sous le coup d'une fièvre charbonneuse, impression que je ressentis au premier aspect.

Renseignements. — Dans la journée, ce cheval a paru un peu plus triste qu'à l'ordinaire; il mangeait moins bien. Vers le soir, il semblait atteint de coliques légères; il se couchait et se relevait sans efforts. L'urine avait sa couleur accoutumée, et la défécation s'opérait comme à l'état normal.

Comme M. Sellerin avait eu plusieurs chevaux morts de la fièvre charbonneuse, il pensa de suite que sa bête en était affectée, et sans plus tarder il l'amena à Étampes.

Examen. — L'animal paraît triste; il tire le fourrage, le broie un instant, et s'arrête en le gardant dans la bouche; il piétine légèrement des membres postérieurs, et agite un peu la queue; puis il se retire au bout de sa longe, se couche, reste un instant sans mouvements, se relève pour recommencer ainsi quelque temps après.

Le flanc est légèrement tendu; les oreilles sont un peu froides; frissons intermittents peu prononcés; urine et matières fécales comme à l'ordinaire.

Les conjonctives n'ont rien qui frappe; mais le pouls est vite, petit; les battements du cœur vites, très-peu retentissants, affaiblis. La marche est un peu titubante.

Comme rien, si ce n'est l'invasion de la fièvre charbonneuse, ne peut me donner raison de l'état du pouls et du cœur, je ne m'enquis point de l'état du sang, et j'administrai 10 grammes d'acide phénique dans 1 litre d'eau tiède.

Même dose en lavement.

Une demi-heure s'est à peine écoulée, que la physionomie de l'animal s'est modifiée : la paupière supérieure se relève, l'œil s'éclaire, les oreilles se dressent, la tête exprime la gaieté.

Le pouls devient un peu plus plein, quoique mou, et moins vite, les battements du cœur semblent plus saisissables. Les apparences de coliques ont disparu, la marche est plus assurée, et l'appétit se manifeste sans intermittence.

Le lendemain, ce cheval fut rendu à son propriétaire, qui le remit au travail quelques jours après, mais il fut trois semaines au moins à reprendre sa vigueur accoutumée, temps pendant lequel un traitement ferrugineux fut suivi.

Quatrième observation.

Cheval entier, gris ardoisé, trois ans, en très-bon état, appartenant à M. Boissières, cultivateur à Montereau, commune de Méréville (Seine-et-Oise).

Ce cheval fut conduit à mon infirmerie, le 26 décembre 1868, à midi, une heure après avoir fait une course assez vive de 20 kilomètres.

Il était triste, tirait le fourrage, puis le laissait, et refusait l'avoine.

La respiration était un peu accélérée, le flanc tendu ; il trépignait légèrement des pieds postérieurs en agitant la queue. Il se couchait sans
se débattre, puis se relevait ; on l'aurait dit pris de coliques sourdes ;
frissons ou tremblements intermittents peu violents. Les excréments
comme à l'ordinaire, mais l'urine colorée en rouge.

Les oreilles étaient alternativement froides et chaudes ; sueurs sur
le dos, les reins, les épaules.

Les conjonctives avaient la couleur normale ; le pouls, très-vite, était
à peine saisissable ; on ne sentait presque pas les battements du cœur ;
la marche était vacillante.

Sans poursuivre mon investigation par l'examen du sang, et bien
persuadé que j'avais affaire à une fièvre charbonneuse à marche rapide, j'administrai 10 grammes d'acide phénique dans 1 litre d'eau,
par la bouche, et 10 grammes en lavement, en commençant par ce dernier.

Comme la tête était lourde, que le cheval se rejetait en arrière quand
on la levait pour le faire boire, il arriva que la déglutition s'opérant
difficilement, du liquide passa dans les bronches et produisit une suffocation si violente que, la voyant persister, et tout en connaissant le
danger des saignées dans les affections charbonneuses, j'en pratiquai
une qui fut baveuse et me donna à grand'peine 3 litres d'un sang noir.
J'en recueillis dans un verre, et je dis, dès à présent, que ce sang ne
s'est jamais coagulé, et qu'il est resté noir et poisseux.

La saignée terminée, la suffocation disparut comme par enchante-
ment, mais par contre les oreilles devinrent froides, l'air expiré n'avait
plus sa chaleur, le flanc se tendit davantage, on ne saisissait plus ni le
pouls ni les battements du cœur, la station sur les quatre membres
devint de plus en plus difficile, et dix minutes ou un quart d'heure
après la saignée, le cheval s'affaissa sur la litière. Je crus qu'il allait
mourir. Sans perdre un instant, je donnai 10 grammes d'acide phénique en un lavement tiède, et on frictionna vigoureusement tout le
corps avec de l'ammoniaque liquide étendue. Au bout d'un quart
d'heure, ce cheval put se relever, mais il ne semblait pas pouvoir soutenir sa tête.

Je fis — ce qu'on devrait toujours faire — serrer les lèvres de manière à tenir la bouche bien close, et avec une seringue je parvins facilement à faire déglutir 10 grammes d'acide phénique dans 1 litre d'eau alcoolisée avec 50 grammes d'alcool à 24 degrés.

Trois quarts d'heure après, la scène commençait à changer, quelque incroyable que cela paraisse; les symptômes alarmants peu à peu disparurent, la tête fut portée plus haut, l'œil s'anima, les quasi-coliques cessèrent, et aussi les tremblements.

A quatre heures du soir, 10 grammes d'acide phénique en lavement;

A cinq heures, nouveau lavement phéniqué;

A six heures, administration par la bouche d'un litre d'eau phéniquée. Toutes ces doses furent successivement données parce que l'appétit ne revenait pas franchement; peut-être aurait-on pu s'en dispenser.

L'appétit étant complétement revenu dans la nuit, l'animal fut mis aux ferrugineux et reprit son travail trois jours après sans se sentir d'aucune faiblesse.

Cinquième observation.

Cheval entier, gris pommelé, sept ans, appartenant à M. Thirouin, au château de Farcheville (canton d'Étampes).

Le 31 décembre 1868, je fus prié de me rendre à Farcheville pour un cheval qui, me disait-on, était triste, ne mangeait que par intervalles le fourrage seulement, et paraissait atteint de coliques légères.

Trois jours auparavant, le meilleur cheval de l'écurie avait été pris d'une indisposition absolument semblable et était mort au bout de dix-huit heures, sans qu'on se doutât tout d'abord de la gravité du mal.

Je n'ai pu recueillir de renseignements autopsiques sur la cause de cette mort. Il est probable qu'elle a été occasionnée par la fièvre charbonneuse.

A mon arrivée, à la nuit, je trouvai le cheval plus haut signalé un peu triste, se tenant au bout de sa longe, la tête basse. Il était ainsi pendant cinq, six, dix minutes, puis relevait la tête par un mouvement brusque, s'approchait du râtelier pour tirer le fourrage, et retombait bientôt dans son état d'abattement; il piétinait sur ses membres postérieurs, agitant la queue, se couchant, demeurant sans se rouler et se relevant sans efforts. Les oreilles étaient un peu froides, les conjonctives avaient leur teinte naturelle ; pas d'injection.

Quelques frissons se faisaient remarquer ; urine et matières fécales comme à l'ordinaire.

Le pouls était plus vite, plus petit et plus mou qu'à l'état normal ; les battements du cœur étaient affaiblis.

Sans ouvrir la veine pour examiner le sang, et dans la certitude où j'étais que j'avais à traiter la fièvre charbonneuse, j'administrai 10 grammes d'acide phénique dans 1 litre d'eau alcoolisée et 10 grammes en lavement.

On s'étonnera sans doute que je ne me fasse pas une règle d'ouvrir la veine à chaque fois pour tirer des renseignements de l'état du sang ; mais outre ce que j'ai dit déjà à ce sujet, j'ajouterai qu'avant d'employer l'acide phénique, j'ai vu assez souvent mourir des animaux de la fièvre charbonneuse (ce dont je me suis assuré par l'autopsie), et présentant absolument les mêmes symptômes que ceux que je rapporte, pour que, maintenant, j'omette souvent de tirer du sang de la veine des sujets malades.

D'ailleurs, par l'emploi de l'acide phénique, la guérison s'en est suivie, et j'avoue que je ne serai jamais tenté de l'attendre par l'expectative, ou par l'emploi des moyens déjà connus, quand l'acide phénique donne de tels résultats.

Je reviens à mon sujet.

J'ai oublié de dire qu'avant de venir me chercher, on avait fait prendre 10 grammes d'acide phénique en un lavement qui avait été rejeté presque aussitôt, et n'avait pu produire d'effet, conséquemment.

Je laissai trois doses pour être données par la bouche, et trois doses en lavement, s'il y avait lieu, et je partis.

Toutes ces doses furent successivement administrées sans qu'il y ait eu probablement nécessité ; car, me fut-il dit le lendemain, tout symptôme alarmant avait disparu une heure après mon départ, et le cheval redevenant gai, s'était mis à manger assez franchement.

On administra, le lendemain, 10 grammes d'acide phénique à chacun des onze chevaux de l'écurie, et depuis le mal n'a plus reparu.

Cependant, le 10 février 1869, un cheval de cette même écurie présenta, m'a-t-on dit, à peu près les mêmes symptômes que celui qui fait le sujet de cette observation; on administra deux fois 10 grammes d'acide phénique, et on vint me chercher vers deux heures de l'après-midi. Je ne pus me rendre qu'à huit heures du soir; mais le mal avait disparu.

De ce dernier fait, il faut tirer cette indication : c'est que le vétérinaire, soucieux des intérêts de ses clients, et nous le sommes tous, fera bien de laisser chez le fermier chez qui sévit le plus souvent la maladie charbonneuse quelques doses d'acide phénique avec une instruction spéciale pour son emploi, afin qu'on puisse, le cas échéant, administrer l'agent antiputride avant d'aller chercher le médecin.

J'ai dit déjà qu'on ne risquait jamais de donner l'acide phénique, n'importe dans quelle maladie : au contraire, surtout en Beauce, puisque les maladies ordinaires peuvent se compliquer d'altération du sang.

Sixième observation.

Vache normande, quatre ans, pleine de quatre mois, appartenant à M. Chevalier, fermier à Étampes.

Le 2 janvier 1869, je fus appelé par M. Chevalier pour examiner les vaches de son étable, et, comme motif, il me dit que depuis trois jours il venait d'en perdre deux : l'une trouvée morte à l'attache le 31 décembre 1868, l'autre tombée malade le 1er janvier 1869 pour mourir le matin du 2, jour de ma visite, après avoir été soignée par un de mes confrères d'Étampes.

(L'autopsie a révélé toutes les lésions propres au sang de rate; chez la dernière bête, j'ai vu la rate avec un volume des plus remarquables.)

Sur les quatre vaches restant, plus un veau de deux mois, j'en remarquai une, celle plus haut signalée et voisine de la dernière morte, dont le pouls était plus vite qu'à l'état normal, et qui avait un peu de tristesse et une certaine injection des conjonctives. Le mufle était frais et humide. Je manifestai mes craintes au propriétaire au sujet du sang de rate, et je conseillai, ce qui fut fait, d'administrer une dose phéni-

quée à chaque bête ; pour le veau, on donna 2 grammes d'acide phénique dans 200 grammes d'eau.

Le soir, la vache suspectée parut reprendre un peu de gaieté ; mais
le lendemain matin elle redevint triste, cessa de manger, et sur six
litres de lait qu'elle avait auparavant, n'en donna plus que quatre.

Le pouls était vite, petit et mou, de même le cœur dans ses battements. Le plus souvent la bête restait couchée, la rumination avait
cessé, le ventre était un peu ballonné, les matières fécales étaient
comme à l'ordinaire, mais l'*urine* avait une *coloration rouge*.

Frissons intermittents.

Le mufle était frais et humide. On fit sortir cette bête pour aller
boire à la mare avec les autres ; mais elle pouvait à peine se soutenir,
la tête était portée tout à fait bas.

La vache ne chercha pas à boire. J'étais donc en présence d'une
fièvre charbonneuse ou d'un sang de rate des mieux caractérisés. Aussitôt la bête rentrée, j'administrai 20 grammes d'acide phénique dans
2 litres d'eau tiède, et j'en donnai 10 grammes en un lavement qui fut
gardé tout à fait.

A ma visite de l'après-midi (quatre heures), la bête était plus gaie, elle
cherchait à manger ; mais le lait avait encore diminué de 2 litres, et
pourtant le pouls s'était relevé, les battements du cœur étaient plus ap-
préciables.

L'urine était moins colorée que le matin ; les frissons avaient cessé.

Le mufle était toujours frais et humide.

Administration par la bouche d'une dose phéniquée et d'une autre
dose en lavement.

Le soir, à sept heures, je trouvai la vache couchée et *ruminant*. Je
la fis lever, elle urina aussitôt après, l'urine avait la coloration ordinaire.

Le cœur battait encore assez vite, mais plus fort ; le pouls était plus
plein, les conjonctives rosées ; le lait semblait revenir.

Le 4, le lait était à quatre litres ; la vache avait repris sa gaieté et
son appétit, cependant elle se tenait encore plus souvent couchée qu'à
l'ordinaire.

Le cœur et le pouls n'avaient pas tout à fait leur rhythme normal.

Administration d'une dose phéniquée par la bouche seulement.

Administration d'une dose phéniquée aux trois autres vaches.

Le 6, la vache malade était complétement rétablie; son lait était revenu à la même quantité qu'auparavant. Les autres bêtes n'ont rien ressenti.

Septième observation.

Vache normande, quatre ans, pleine de cinq mois, appartenant à M. Gibier, fermier à Boissy-le-Sec, canton d'Étampes.

Le 20 janvier 1869, dans l'après-midi, je visitai chez M. Gibier la vache ci-dessus signalée et mise à part par son propriétaire, qui avait cru reconnaître les symptômes du sang de rate, habitué malheureusement qu'il est à perdre trop souvent de cette maladie des vaches et des chevaux. Voici ce que j'appris : la bête, qui avait auparavant de six à sept litres de lait, le perdit presque en entier le matin de ce jour ; elle devint triste, ne mangeait pas, avait le ventre ballonné, et se tenait souvent couchée.

Elle rendait quelques matières fécales liquides, noires et infectes, et de temps en temps on remarquait des tremblements intermittents assez forts aux membres postérieurs, aux flancs et à l'encolure.

Les tremblements à l'encolure s'accompagnaient d'une sorte de balancement de la tête.

C'est alors qu'on la mit à part et qu'on lui administra, à dix heures du matin, 10 grammes d'acide phénique en solution dans 7 grammes d'alcool (1 cuillerée à bouche) et un litre d'eau ; un lavement de même dose fut aussi donné.

J'avais déposé, depuis quelque temps, chez M. Gibier, une petite bouteille d'acide phénique avec une instruction spéciale pour servir au besoin.

Une heure après, comme on n'observait aucun changement apparent, on renouvela la dose phéniquée par la bouche et en lavement.

A quatre heures de l'après-midi eut lieu ma visite.

Les symptômes précédemment relatés étaient les mêmes, les frissons se continuaient par intermittence, l'appétit était nul, le ventre ballonné, légers piétinements des membres postérieurs, oreilles et extrémités plus froides que le reste du corps, urine sans coloration anormale.

Mufle frais et humide. Pouls très-vite et mou, d'exploration difficile, battements du cœur vites et affaiblis. On tire devant moi presque un litre de lait, ce qui prouve que le mal était déjà enrayé.

Diagnostic. — Fièvre charbonneuse ou sang de rate au deuxième degré. — Administration d'une dose phéniqué par la bouche et d'une autre dose en lavement.

Dans la nuit du 20 au 21, les frissons reparurent plus forts, les symptômes semblèrent s'exagérer, et l'état de la bête paraissait tellement grave à M. Gibier, m'a-t-il affirmé, qu'il fut sur le point de la faire abattre ; mais comme j'avais insisté auprès de lui pour qu'il ne prît aucune détermination de ce genre, s'il y avait lieu, avant d'avoir administré une double dose phéniquée, au moment où il allait prévenir le boucher, il fit prendre par la bouche 20 grammes d'acide phénique dans deux litres d'eau tiède et 10 grammes en lavement.

Après cette administration, les frissons s'affaiblirent promptement et disparurent, la gaieté revint peu à peu, et le 21 au matin, on tira deux litres de lait.

A ma visite de l'après-midi, la vache cherchait à manger, et mangeait franchement le foin qu'on lui présentait.

Administration de 10 grammes d'acide phénique en un lavement qui fut conservé.

Le soir, à huit heures, même dose par la bouche.

Le 22, la bête est remise à l'étable commune, et quand je la revis quelques jours après, rien ne pouvait faire présumer qu'elle avait été sur le point de succomber peu auparavant.

En récapitulant, on voit qu'elle a pris 100 grammes d'acide phénique en dix doses, tant par la bouche qu'en lavements.

Huitième observation.

Brebis de race anglaise, deux ans et demi, appartenant au troupeau de M. Devaux, château de Gravelles, près Étampes.

Le 13 janvier 1869, je suis mandé par M. Levrat, l'habile et intelligent directeur de l'exploitation de Gravelles, pour voir une brebis avortée depuis quatre jours, et dont le délivre s'est putréfié dans l'utérus ; l'agneau est vivant.

Cette bête — la brebis — peut à peine se tenir debout ; elle reste presque toujours couchée ou étendue sur le côté ; depuis deux jours, elle ne prend pas de nourriture. La laine quitte la peau ; l'air expiré est froid, l'œil est atone, la bouche, répandant une odeur fétide, est froide aussi, les mamelles sont flétries ; la conjonctive est d'un rouge lie de vin, le pouls est inexplorable ; les battements du cœur sont vites et forts.

Par l'ouverture de la vulve s'écoule un liquide sanieux, d'une couleur indescriptible, noirâtre et roussâtre tout à la fois, et à odeur infecte.

Les parois du vagin sont d'un rouge livide, avec plaques plombées, tout le pourtour de la vulve a le même aspect que les parois du vagin.

Cette brebis, atteinte d'une affection putride par suite de la résorption des matières du délivre en putréfaction dans l'utérus, était considérée comme perdue, et M. Fortot, ancien boucher et propriétaire à Étampes, qui a bien voulu me prêter son aide en cette circonstance, me disait que tenter un traitement, c'était chercher à ressusciter un mort.

Néanmoins, je fis de larges injections dans l'utérus avec l'eau phéniquée à 1 centième, et, la poche bien nettoyée, je fis prendre par la bouche, acide phénique 1 gramme dans 100 grammes d'eau.

Injections et doses par la bouche furent répétées trois fois dans le jour, continuées autant de fois le lendemain, et le troisième jour la bête était hors de danger.

Neuvième observation.

Le 4 février dernier, à huit heures du soir, je me transportai à Dhuilay pour voir un cheval de travail, très-gras, entier, poil blanc, cinq ans, lequel animal je trouvai pris, depuis deux heures de l'après-midi, d'un battement de cœur tellement violent, qu'on le percevait en appuyant la main sur les flancs, dont les mouvements étaient vites, saccadés. Le pouls, vite comme les battements du cœur, était mou, la peau était sèche et légèrement crépitante sur les côtes, le dos et les reins, une toux un peu suffocante se faisait entendre; la marche était un peu vacillante. Le cheval tirait encore son fourrage, l'urine et les matières fécales n'avaient rien d'anormal.

A la région parotidienne du côté droit, on remarquait une tumeur aplatie, le poil hérissé à la surface, très-sensible au toucher, surtout à son pourtour, envahissant la face et le bord de l'encolure avec infiltration crépitante.

Rien du côté de la gorge en bas, mais en haut et contournant la base de l'oreille, se voyait également une infiltration crépitante des plus sensibles au toucher.

Évidemment, j'avais à combattre une fièvre charbonneuse avec tumeur de même nature symptomatique, je crois, bien que n'ayant pas les mêmes caractères que celles que j'avais déjà observées et que j'ai décrites dans l'exposé des symptômes.

M. Michaut m'a affirmé n'avoir vu apparaître cette tumeur que vers cinq ou six heures, ce qui l'avait décidé à m'envoyer chercher immédiatement.

Comme traitement, je fis de très-légères mouchetures sur toute la région engorgée, et aussitôt après, je frictionnai avec l'eau phéniquée à 5 pour 100; lavements avec 10 grammes d'acide phénique dans 1 litre d'eau tiède.

Comme les mouvements de la tête étaient très-douloureux, tout le traitement intérieur se fit à l'aide de lavements.

Les frictions et les lavements furent répétés deux fois dans la nuit, et le lendemain matin, à ma visite, tout avait complétement disparu, battements du cœur et engorgement de la région parotidienne.

Je trouvai le sang tiré la veille à la jugulaire, et recueilli dans un verre, tout à fait *noir, non coagulé* et *sirupeux*.

Ici s'arrêtent mes observations; comme on le voit, toutes les bêtes traitées ont été guéries.

Cependant, il ne faudrait pas croire qu'il en est toujours ainsi; le résultat serait alors par trop merveilleux.

Je tiens de M. Lapointe, d'Angerville, jeune vétérinaire instruit, que trois *vieux chevaux* ont été par lui traités de la fièvre charbonneuse par l'acide phénique, et sans succès.

Il est juste d'ajouter que le mal était à sa dernière période, et qu'il n'a été donné qu'une seule fois de l'acide phénique, si je ne me trompe.

Du reste, M. Lapointe, qui compte aussi quelques succès, doit prochainement livrer ses observations à la publicité.

M. Auger, mon prédécesseur, vétérinaire à Anneau, et praticien d'un mérite incontestable, expérimente également de son côté. Espérons qu'il ne nous fera pas trop attendre le résultat de ses essais.

Je n'ai pas eu l'occasion d'employer l'acide phénique sur des moutons atteints du sang de rate. Ce n'est pas trop la saison de cette maladie ; quand le temps sera revenu, j'essayerai, comme moyen préventif et en boissons, l'acide phénique à 1 ou 2 millièmes.

Il est certain que les bêtes répugneront à le boire pour commencer, mais peut-être s'y habitueront-elles, en ne donnant pas d'autre liquide. Cet essai est à tenter. Du reste, il n'y aurait pas d'inconvénient pour la santé générale ; je ne le crois pas, du moins, car je me rappelle qu'en Égypte, j'ai bu à mes repas, et pendant des semaines entières, au moment des grandes chaleurs, de l'eau phéniquée à 1 et 2 millièmes sans en être incommodé ; je me portais mieux peut-être.

Des observations qui précèdent, on peut tirer cette conclusion que, si l'acide phénique peut être employé avec avantage contre les maladies charbonneuses, il n'est pas moins rationnel de l'opposer aux maladies putrides, ou mieux, renversons la proposition et disons que si l'acide phénique peut être employé pour combattre victorieusement les maladies putrides, son indication se trouve précisée dans les maladies charbonneuses, qui ne sont qu'une forme de la putridité du sang, ainsi que le pensaient nos anciens, et ainsi que tend à le démontrer et le démontre, en effet, M. Sanson dans ses remarquables expériences. On peut, en toute sûreté, employer cet antiseptique dans les affections gangréneuses, typhoïdes et dans toutes les affections, en un mot, qui se caractérisent par une altération du sang.

En avril 1868 je fus appelé chez un propriétaire d'Étampes pour soigner un chien qui avait cessé de manger, et, à la tristesse de l'ani-

mal, au ballonnement du ventre, à la nature sanguinolente des excréments liquides, à l'excessive vitesse d'un pouls filant, aux battements
du cœur, à la coloration d'un rouge jaunâtre de la muqueuse buccale
et des conjonctives avec nombreuses taches pétéchiales bleuâtres,
je reconnus une affection typhoïde.

Des lapins, que ce chien flairait sans cesse à travers la grille d'une
cabane de la basse-cour de la maison, étaient pris alors de cette même
affection : ils mouraient très-promptement, la tête considérablement
tuméfiée, et rejetant par le nez un sang noir et fluide. Assurément le
chien avait pris la maladie par contact avec ces mêmes lapins.

Je le traitai par l'ammoniaque liquide et l'aloès à la dose de 10 grammes du mélange, dans 300 grammes d'eau, administrés en trois parties
égales, dans la journée.

Après trois jours seulement cette bête fut hors de danger.

Si donc j'ai guéri par l'emploi d'un agent que j'ai depuis rem-
placé avec un très-grand avantage par l'acide phénique, dans le traitement des maladies putrides, combien l'acide phénique, dans ce cas,
eût été plus prompt dans son effet !

Il y a plus, j'emploie maintenant l'acide phénique dans la plupart
des maladies, virulentes *ou non*, soit comme curatif, soit comme
adjuvant, et il m'arrive souvent de voir des coliques, par exemple
des coliques intestinales (je veux dire se présentant avec de tels caractères qu'on ne peut constater la présence de la fièvre charbonneuse),
céder assez promptement à l'administration de quelques lavements phéniqués, quand les moyens ordinaires ne produisaient pas d'amélioration.

Suis-je arrivé, dans ces circonstances, à donner l'acide phénique
juste au moment où le mal allait céder ? L'avenir me le dira.

Dans tous les cas, ce médicament calme promptement les coliques
charbonneuses prises à temps.

Mais, dira-t-on, vous voulez donc employer l'acide phénique partout !

Pourquoi non ?

Et voici mes raisons :

1° Il est reconnu qu'en Beauce, et partout où la fièvre charbonneuse
règne à l'état enzootique, les maladies ordinaires pouvaient se com-

pliquer de charbon. Si donc on a cette crainte, pourquoi ne pas prévenir cette complication en administrant seulement de simples lavements phéniqués comme *antiputrides*?

2° La maladie, en général, est assurément une tendance à la dissolution de l'organisme, à la décomposition des éléments qui le constituent.

Cette tendance, dérivant de causes particulières, rencontre pour adversaire obstiné la vie elle-même, principe essentiellement conservateur, et, suivant que ce principe prend ou non le dessus, la cause morbide est éliminée, ou son effet disparaît, ou bien c'est la vie elle-même qui s'en va.

Pour être efficace, la réaction vitale a souvent besoin de l'intervention humaine raisonnée. Si donc toute maladie a pour effet, de près ou de loin, d'aboutir à une décomposition plus ou moins appréciable des éléments de l'organisme, décomposition avortée ou poussée à sa limite extrême, est-il déraisonnable de chercher, parmi les agents thérapeutiques, celui qui s'oppose avec le plus d'énergie à la fermentation ou à la décomposition putride?

Et quoi de plus rationnel, de plus philosophique, et surtout de plus rassurant pour l'avenir de la thérapeutique, que de penser que les maladies se trouveront un jour groupées dans un cadre qui fera considérer comme semblables quant au fond, toutes celles dont la cause sera telle qu'on reconnaîtra, comme étant semblables dans leur nature, les éléments qui les déterminent, y eût-il quelque différence dans la forme de ces éléments. Ainsi des maladies cryptogamiques, putrides et autres.

Quoi de plus rassurant que de penser que ces maladies pourront être guéries généralemnt par le même agent, ou par quelques-uns seulement, employés à des doses et sous des formes différentes, et appropriées? Et, poursuivant cet ordre d'idées, si le même agent guérissait une série de maladies aujourd'hui désignées sous des noms différents, ne serait-on pas fondé à considérer ces maladies comme étant foncièrement les mêmes, et à leur donner la même appellation?

L'avenir est appellé, je le crois, à donner raison à ces idées par la voie expérimentale, la seule qui soit véritablement acceptable.

23639   Paris. — Typographie de Renou et Maulde, rue de Rivoli, 144.